TRAITEMENT

DES PSEUDARTHROSES

PAR L'AUTOPLASTIE PÉRIOSTIQUE.

Paris. — Imprimerie de L. Martinet, rue Mignon, 2.

TRAITEMENT

DES

PSEUDARTHROSES

PAR

L'AUTOPLASTIE PÉRIOSTIQUE

PAR

Joseph JORDAN,
F. R. C. S.
Chirurgien en chef de l'hôpital de Manchester.

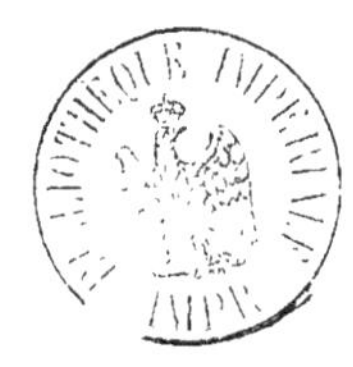

Puisque, me suis-je dit, c'est le périoste qui produit l'os, je pourrai donc avoir de l'os partout où j'aurai du périoste, c'est-à-dire partout où je pourrai conduire, introduire mon périoste. Je pourrai multiplier les os d'un animal, si je veux; je pourrai lui donner des os que naturellement il n'aurait pas.

FLOURENS, 1847.

Avec 3 planches.

PARIS
LIBRAIRIE MÉDICALE DE GERMER BAILLIÈRE,
17, RUE DE L'ÉCOLE-DE-MÉDECINE.

LONDRES, HIPP. BAILLIÈRE, 219, REGENT STREET.
NEW-YORK, BAILLIÈRE BROTHERS, 440, BROADWAY.

MADRID, C. BAILLY-BAILLIÈRE, CALLE DEL PRINCIPE, 11.

1860

A M. BRIGHAM

MÉDECIN A MANCHESTER.

Mon cher ami,

Je vous dédie cet opuscule comme un gage de notre vieille et inaltérable amitié. Je vous devais encore cette dédicace parce que vous avez assisté à mes premiers essais et m'avez soutenu par vos encouragements éclairés.

J. JORDAN.

Paris, 1er février 1860.

AVANT-PROPOS.

Ce mémoire contient deux choses : un principe et un résultat. Le principe, c'est l'*autoplastie périostique*, le résultat c'est la cure des pseudarthroses.

Jusqu'ici on ne nous a pas contesté le résultat ; mais le principe a été méconnu, bien plus on a voulu se l'approprier.

C'est pour établir nos droits à la priorité non-seulement de l'application, mais encore de son principe que nous nous décidons à revenir sur ce sujet, bien convaincu qu'on nous rendra justice quand on aura consulté les dates qui marquent nos premières publications sur ce point important de physiologie et de pathologie chirurgicales.

Nous saisissons avec empressement cette occasion pour remercier chaleureusement M. le professeur Nélaton qui a bien voulu, en 1856, faire connaître à ses nombreux élèves les faits qui établissent aujourd'hui notre priorité.

Nous remercions également M. le docteur Béraud, chirurgien des hôpitaux, qui a mis une grande obligeance à nous guider dans la publication de ce mémoire en une langue qui ne nous est pas encore tout à fait familière.

Tout en reconnaissant l'utilité des expériences sur les animaux, nous n'avons pas cru devoir en faire, parce que pour nous le problème était résolu. Pour la chirurgie une observation directe faite sur l'homme vaut à elle seule mille expériences tentées sur les animaux vivants, chez lesquels on peut d'ailleurs observer quelquefois des phénomènes fort curieux, mais non applicables à l'homme.

TRAITEMENT

DES PSEUDARTHROSES

PAR

L'AUTOPLASTIE PÉRIOSTIQUE.

CONSIDÉRATIONS PRÉLIMINAIRES.

Rarement la science trace un nouveau sillon dans le champ de l'observation sans que l'art ne la suive. Dans de fort belles expériences un éminent physiologiste, M. Flourens (1), avait depuis longtemps montré toute l'importance du périoste pour la régénération et la reproduction du tissu osseux. De leur côté, beaucoup de chirurgiens et particulièrement ceux de notre pays avaient prouvé le même fait par des expériences directes. Ast. Cooper, dans les résections osseuses, avait enlevé un fragment osseux avec le périoste qui l'environne et l'os ne s'était point reproduit; c'est ainsi d'ailleurs que les choses se sont toujours passées sous les yeux de tous les chirurgiens qui n'avaient pas compris jusqu'alors toute l'utilité de la conservation du périoste. M. Syme a fait lui-même aussi une expérience qui vient manifestement confirmer les résultats obtenus déjà par M. Flourens dans ses vivisec-

(1) Théorie expérimentale de la formation des os, Paris, 1847.

tions sur les animaux. L'illustre chirurgien d'Édimbourg a reséqué sur des animaux une partie de l'humérus en ayant soin de ne pas enlever le périoste, et l'os a été reproduit. Tout le monde savait d'ailleurs que dans les nécroses un nouvel os se montrait quand le périoste n'était point détruit.

Aussi convaincus du rôle fondamental du périoste pour la nutrition et la formation des os, les chirurgiens contemporains ont cherché à le conserver dans leurs opérations. La science a déjà enregistré des succès. Blandin, par exemple, faisant la résection d'une clavicule, eut soin de décoller le périoste, et un nouvel os vint prendre la place de celui qu'il avait enlevé. De nos jours, Heyfelder, en Allemagne, et M. Maisonneuve, en France, ont vu, après leurs opérations, la mâchoire inférieure se reproduire en totalité ou en partie, parce que, dans leurs résections, ils avaient conservé le périoste dans son intégrité. S'il fallait encore donner des preuves à l'appui de ces faits déjà très démonstratifs, nous invoquerions les observations publiées par M. Larghi (de Verceil) et tout récemment par M. Verneuil. Depuis 1855, époque à laquelle nous avons publié notre méthode, la question a pris une extension plus grande et l'on a institué une méthode opératoire dite *résection sous-périostée.*

Ces résultats sont trop connus pour que nous y insistions davantage ; mais il faut le dire, ce n'était pas assez que d'appliquer aux résections osseuses la découverte physiologique si féconde de M. Flourens, il restait à en faire une application plus étendue, et nous avons pensé que les pseudarthroses pouvaient recevoir cette nouvelle application.

Examinons, en effet, ce qui a été fait jusqu'ici pour la cure des fausses articulations, et voyons si on a tenu compte de cet élément important, c'est-à-dire de l'intégrité du périoste.

La méthode de Celse qui consiste à frotter fortement les deux bouts des fragments l'un contre l'autre, ne répond nullement à l'indication capitale, c'est-à-dire la conservation du périoste et la production d'un tissu osseux nouveau. Qu'arrive-t-il, par exemple, quand les deux bouts des fragments ont été frottés l'un contre l'autre? Un peu de congestion vasculaire, soit dans les parties dures, soit dans les parties molles, mais le tissu fibreux intermédiaire ne se congestionne point, et alors par quoi l'os nouveau pourra-t-il être produit? Ce ne sera pas certainement par ce tissu fibreux qui unit les deux fragments à l'instar d'un ligament interarticulaire; ce ne sera pas non plus par le périoste qui n'a subi qu'une modification passagère. Du reste, comment pourrait-on concevoir que ce tissu générateur de l'os produise ce résultat? Ce ne serait évidemment que par sa face externe, car la physiologie nous apprend que le périoste ne produit point d'os par cette face. S'il ne peut avoir cette propriété que par sa face profonde, comment veut-on que, s'il n'est point décollé, il fournisse des éléments pour un nouvel os? Si le périoste est dans des conditions qui ne lui permettent point la réparation, l'os n'est pas mieux favorisé après cette manœuvre opératoire qui nous paraît insuffisante dans la plupart des cas.

Nous venons de supposer que le frottement n'amenait point un état inflammatoire; mais, si ce résultat arrive, nous comprenons encore moins que du tissu osseux nouveau soit formé, puisque, s'il survient une suppuration, nous serons dans des conditions qui, précisément, sont les plus défavorables à la consolidation des fractures.

Cette méthode nous paraît donc peu rationnelle et nous la condamnons, parce qu'elle ne tient nullement compte de l'action éminemment réparatrice du périoste.

Nous en dirons autant de la méthode qui consiste à introduire des aiguilles entre les fragments. On pourra bien réussir dans quelques cas de fractures non consolidées, mais dans les pseudarthroses un peu anciennes, nous pensons que la production du cal sera très incertaine ; et si M. Wiesel (*Journal de chirurgie*, 1844, p. 85) a réussi dans un cas, nous pensons que son succès ne doit être attribué qu'à ce que la fracture datait seulement de neuf semaines. Dans ce cas, il n'était pas bien démontré qu'on n'avait pas à traiter une fracture non consolidée et non une pseudarthrose. On ne peut donc pas savoir quelle est la part de l'introduction des aiguilles et de l'immobilité qui, employée seule, eût peut-être suffi pour amener la guérison d'une fracture dont la consolidation était un peu retardée.

En 1802, Physick, de Philadelphie, employa le séton pour le traitement des pseudarthroses. Ce moyen a été depuis appliqué par un grand nombre de chirurgiens, et cependant, nous ne craignons pas de dire qu'il nous paraît totalement insuffisant, nous dirons même plus, dangereux. Que produit, en effet, un séton placé entre les fragments d'une fausse articulation ou à sa périphérie? Il amène, tôt ou tard, une inflammation : or une inflammation souvent suivie de suppuration dans l'épaisseur d'un membre est toujours une chose grave. Pourquoi courir ces dangers? Est-ce que l'on a obtenu des conditions favorables pour la production du cal? Non. Rien n'est fait pour cela. Toujours le périoste est relégué au rang des choses inutiles, et voilà pourquoi les insuccès se sont répétés si souvent. Nous n'ignorons pas les statistiques fournies par les recherches savantes de M. Norris, mais si l'on veut examiner de près chaque observation, l'on verra que souvent l'on s'est trop pressé de recourir à l'opération et que l'honneur de quelque cure pourrait tout aussi bien être rapporté à l'immobilité qui a suivi l'opération qu'à la présence du séton. Nous ne répéterons pas ici l'objection déjà faite à propos du frottement tirée de l'état inflammatoire des parties qui composent la pseudarthrose.

Cette méthode nous semble donc encore imparfaite, parce que le périoste n'y est point regardé comme un élément nécessaire pour la production du cal.

Voyons maintenant si la ligature des fragments, proposée par M. Sommé, d'Anvers, est plus favorable. La ligature des fragments ! mais c'est encore le séton sous une autre forme, et, par conséquent, elle est soumise aux mêmes inconvénients, aux mêmes reproches. Cependant, il faut le reconnaître théoriquement parlant, elle réalisait un véritable progrès, non-seulement elle excitait la vitalité de la région, mais elle immobilisait les fragments, chose importante pour la formation d'un cal osseux. Malgré cela, elle devait échouer, puisque, comme les précédentes méthodes, elle ne tenait pas compte du rôle du périoste dans la production du tissu nouveau nécessaire pour la consolidation de la pseudarthrose. Aussi, comme les sétons et les aiguilles, elle a été abandonnée, non-seulement à cause de son insuffisance, mais encore à cause de ses dangers.

Pour les mêmes motifs nous condamnons et nous rejetons l'abrasion et le grattage des fragments. En chirurgie, il n'y a rien d'absolu, on le sait; dès lors cette méthode peut bien trouver quelques applications, mais comme elle ne remplit pas les indications capitales, c'est-à-dire la conservation du périoste, elle devait être impuissante à procurer une guérison des pseudarthroses.

Nous ne ferons que mentionner la cautérisation. Cette méthode appliquée au traitement des fausses articulations ne peut avoir été proposée que par des aveugles empiriques, et elle n'est que l'opprobre de l'art.

Quand notre illustre compatriote White, en 1760, appliqua la résection à la cure des fausses articulations, il fit faire à la science un pas nouveau. Des succès ont couronné cette méthode. En reséquant les bouts des fragments non réunis, on plaçait le malade dans les mêmes conditions que s'il avait une fracture compliquée de plaie, communiquant avec l'extérieur. Or, dans ces conditions, on le sait, les fractures peuvent, à la longue, se consolider. Mais White ne tenait encore aucun compte du périoste, et c'est certainement à cet oubli que sa méthode doit de ne pas être restée dans la pratique.

En résumé, toutes les méthodes que nous venons de passer rapidement en revue sont entachées d'un vice radical, parce qu'elles ne sont pas basées sur des notions de physiologie complétement suffisantes. Aussi aujourd'hui, la pratique des chirurgiens de notre pays comme celle des pays étrangers nous montre une très grande défiance à l'égard du traitement des pseudarthroses. On n'ose plus opérer, non-seulement à cause des dangers des diverses méthodes, mais encore pour les insuccès qui les accompagnent. On se soucie peu, et c'est à bon droit, de faire courir des périls à la vie d'un malade, sans que l'espoir de la guérison vienne le dédommager des risques qu'il va courir.

Il fallait donc chercher une nouvelle méthode qui vînt amoindrir ces dangers, donner en même temps plus de certitude de guérison, et qui, par conséquent, inspirât plus de confiance. Pour cela, il fallait faire intervenir le périoste dans cette opération, il fallait, combler une perte de substance ; et, de même que, pour une lésion semblable des téguments, on taille des lambeaux, on fait de l'autoplastie, de même ici, il était nécessaire de faire une autoplastie que nous avons le premier appelée *périostique*. En effet, pour que du tissu osseux se produisît, il fallait préparer un organe qui le fournît et cet organe est le périoste. Le périoste est un lit où vient se coucher le tissu osseux : préparer ce lit, c'était préparer la production de l'os.

C'est sur ces principes de physiologie normale que nous nous sommes basé pour établir notre nouvelle méthode. Nous venons donc aujourd'hui en faire la description pour ranimer la confiance justement ébranlée relativement au traitement connu des pseudarthroses, et si nos efforts arrivent à faire accepter une opération qui nous paraît supérieure à celles qui l'ont précédée, nous aurons obtenu une grande satisfaction et une douce récompense.

HISTORIQUE.

Avant de faire la description de notre méthode, nous croyons utile d'exposer les faits tels qu'ils se sont passés, afin de réduire à leur juste valeur les prétentions qui se sont montrées depuis quelques années relativement à la base de notre méthode, et principalement sur la question de l'autoplastie périostique. Le bruit que l'on a fait sur ce sujet, sans nous citer, est un motif qui nous engage à publier avec de plus longs détails des faits qui n'auraient pas dû être oubliés, à moins cependant que cet oubli ne soit volontaire.

Ainsi nous allons d'abord relater nos deux observations, puis nous mettrons sous les yeux du lecteur les publications subséquentes qui ont trait à notre sujet, et l'on pourra s'assurer par ces citations que l'autoplastie périostique est loin d'être un sujet de contestations et que c'est nous qui avons eu le premier non-seulement l'idée de la transplantation du périoste, mais qui en avons en même temps réalisé l'application sur l'homme malade.

Peut-être nous objectera-t-on que nous n'avons pas transplanté et greffé le périoste. A cela nous répondons purement et simplement que le mot *autoplastie* est le terme générique, et que dire autoplastie périostique, c'était dire tout ce que l'on a fait jusqu'ici pour l'autoplastie en général. On verra bientôt, d'ailleurs, que notre opération consiste dans une véritable transplantation.

OBSERVATION I. — Pseudarthrose de l'humérus. — Résection avec conservation du périoste. — Absence d'accidents. — Défaut de réunion des fragments.

Un homme âgé d'environ cinquante ans nous fut adressé par un confrère et entra dans notre service à l'hôpital de Manchester vers le mois de mai 1854. Cet homme venait de Macclesfield, ville voisine; il avait été soldat et était employé dans une manufacture. De taille moyenne, il était d'ailleurs bien constitué, ses muscles étaient peu développés. Il avait toujours joui d'une assez bonne santé, mais il était un peu lymphatique et frêle, pas de syphilis dans ses antécédents, pas de vice rhumatismal ou goutteux; il buvait un peu trop. Il s'est fracturé l'humérus il y a six ans environ, sa fracture était simple; il ne se soigna point convenablement et n'obtint point de consolidation. A partir de cette époque, ce malade ne put plus se servir de son membre supérieur et c'est pour obtenir une guérison qu'il vient s'adresser à nous.

Au moment de son entrée à l'hôpital nous constatons l'état suivant :

Vers la réunion du tiers moyen avec le tiers inférieur du bras droit, existe une mobilité anormale considérable. Il suffit de jeter un coup d'œil rapide pour voir qu'il y a là une pseudarthrose. Prenant le fragment supérieur d'une main et le fragment inférieur de l'autre, nous pouvons imprimer à ces deux fragments des mouvements en sens inverse très étendus dans toutes les directions. Si le malade veut exécuter des mouvements de flexion de l'avant-bras sur le bras, on voit que le fragment inférieur de l'humérus s'avance sur l'avant-bras en même temps que celui-ci s'infléchit vers lui. En somme, au lieu de rester fixé comme dans l'état normal, ce fragment huméral parcourt une partie du trajet qui le sépare de l'avant-bras Aussi dans cette tentative le bout supérieur du fragment inférieur vient former une saillie très considérable au-dessous de la peau vers la partie antérieure et interne du bras.

Examinés à l'état de repos, les fragments de l'humérus se correspondent bout à bout, à peine existe-t-il un peu de chevauchement. La direction de la fracture est un peu oblique de haut en bas et de dedans en dehors, ce qui nous rend compte de la facilité avec laquelle le fragment inférieur se porte en avant. Les fragments sont unis entre eux par un tissu fibreux assez lâche et extensible, ce qui nous explique parfaitement la grande mobilité des fragments les uns sur les autres.

Nous ne trouvons rien de particulier au niveau de la fracture ou plutôt de la pseudarthrose; la peau est saine, pas de traces de cicatrices qui puissent faire supposer qu'il y a eu fracture communicative avec l'air extérieur. La sensibilité du membre est intacte. Quant à la mobilité, elle est considérablement troublée. Le malade ne peut se servir de son bras, qui est flottant, et le porter dans toutes les directions; impossibilité de l'élever et de le porter en dedans ou en dehors. Quand le malade veut porter sa main droite dans une direction quelconque, il est obligé de recourir à sa main gauche qui, prenant alors l'avant-bras droit, le porte dans la direction commandée. Les muscles du bras sont amaigris, ceux de l'avant-bras et de l'épaule le sont aussi, mais à un degré beaucoup moins considérable. Les mouvements de la main et des doigts ne sont que peu ou point modifiés. Ajoutons que le malade n'avait pas été soumis à des opérations sanglantes pour guérir sa fausse articulation. On avait seulement employé le frottement et des appareils inamovibles.

Ces signes nous permettent de diagnostiquer une pseudarthrose de l'humérus avec réunion par un tissu fibreux.

Peu confiant dans les procédés généralement employés jusqu'alors, nous résolûmes de lui appliquer notre méthode.

Le 4 juin 1854, en présence de nos confrères MM. W.-W. Beever et J. Ransôme, nous pratiquâmes l'opération de la manière suivante:

Nous fîmes d'abord une incision de 12 à 15 centimètres sur le bord externe du bras, de manière que le centre de cette incision correspondît au centre de la pseudarthrose. Nous pénétrâmes ainsi du premier coup jusque sur le périoste. Après avoir lié quelques petites artères, nous fîmes une seconde incision pour séparer les deux fragments. C'est alors que nous séparâmes le périoste sur les deux fragments dans une étendue de 2 centimètres environ; puis nous excisâmes les deux portions d'os ainsi dénudées. Il nous resta donc dans le fond de la plaie deux surfaces osseuses surmontées chacune d'un manchon périostique. Nous rapprochâmes alors les deux fragments, et nous mîmes le bras dans un appareil ordinaire de fracture avec des attelles de manière à obtenir une immobilité complète tout en laissant la plaie à découvert pour la surveiller. Celle-ci fut pansée avec un emplâtre agglutinatif.

Les jours qui suivirent cette opération, le malade n'éprouva que peu de fièvre, il n'y eut aucune inflammation. Nous renouvelâmes de temps en temps le bandage, mais au bout de deux mois, la plaie fut fermée et nous eûmes la douleur de voir qu'il n'y avait pas de consolidation. Le malade sortit donc trois mois après son entrée sans avoir rien obtenu de notre intervention chirurgicale.

Cet échec ne devait point nous décourager : si nous n'avions pas obtenu le résultat cherché, nous avions déjà acquis la certitude de la possibilité de notre opération. Nous nous occupâmes de la perfectionner en réfléchissant bien aux causes de notre insuccès. Nous étions dans cette disposition, bien décidé à faire une nouvelle tentative, lorsque nous eûmes la bonne fortune de recevoir dans notre hôpital un nouveau cas de pseudarthrose dont nous allons rapporter en détail toute l'observation.

OBSERVATION II. — Pseudarthrose de la jambe. — Résection du tibia seulement. — Conservation du périoste. — Suture du périoste. — Guérison.

Au mois de juillet 1855, il est entré dans mon service une petite fille âgée de quatorze ans. Cette jeune fille est maigre, lymphatique, d'une taille convenable à son âge ; elle n'a jamais eu de maladies graves, si ce n'est celles de l'enfance ; telles que rougeole, scarlatine; elle n'a pas de ganglions engorgés; elle a des cheveux blonds, les yeux bleus.

Elle nous raconte qu'il y a environ deux ans, elle fit une chûte d'un lieu élevé et qu'elle se fractura la jambe gauche. A la suite de circonstances qu'il nous est difficile de bien préciser, cette fille n'obtint point de consolidation de sa fracture. C'est alors qu'elle se confia à plusieurs chirurgiens de Manchester où elle habite. Malgré les pansements les plus méthodiques, malgré les bandages les mieux appropriés, elle n'obtint rien encore. C'est alors qu'on essaya des vésicatoires qui n'amenèrent pas un meilleur résultat. C'est après avoir subi plusieurs sortes de traitements aussi infructueux que cette fille se décida à entrer dans notre service.

État actuel. — La jambe gauche nous présente une déformation considérable. Vers la partie moyenne ou plutôt à la réunion du tiers inférieur avec le tiers moyen de la jambe, nous trouvons une tuméfaction qui nous indique de suite le siége de la pseudarthrose. Nous constatons immédiatement qu'au niveau de ce point tuméfié, il existe en même temps une mobilité anormale très manifeste. Nous pouvons porter le pied et la partie inférieure de la jambe dans toutes les directions sans que le mouvement se communique à l'articulation du genou. Les mouvements en dehors et en dedans nous montrent bientôt qu'il s'agit d'une pseudarthrose des deux os de la jambe. Le tibia présente sa solution de continuité vers le point qui nous a paru gonflé au premier coup-d'œil, tandis que la fracture du péroné existe un peu plus haut. Nous pouvons voir que la fracture du tibia est oblique de haut en bas et d'avant en arrière et de dedans en dehors, de sorte que le fragment inférieur fait une saillie très prononcée sous la peau de la jambe à la partie antérieure. Le fragment est porté en même temps en dehors du côté du péroné, ce qui nous explique le défaut de saillie en dedans du fragment inférieur, tandis que le fragment supérieur présente de ce côté une petite saillie. Nous ne pouvons pas apprécier aussi rigoureusement les rapports des fragments dans le péroné.

Nous constatons aussi que la jambe est amaigrie d'une manière très notable. La jeune fille ne pouvait pas marcher sans béquille, et si elle essayait de le faire en dehors de ces conditions, elle boîtait beaucoup et elle éprouvait des douleurs très vives. L'intégrité de la peau au niveau de la pseudarthrose nous montre qu'il n'a été tenté aucune opération sanglante et que la fracture n'a pas été compliquée de plaie.

Nous diagnostiquons une pseudarthrose de la jambe occupant le tibia et le péroné à une hauteur à peu près égale. L'ancienneté de la fracture nous montre suffisamment que nous n'avons pas affaire à une fracture non consolidée, mais bien à une véritable pseudarthrose dont nous ne pouvons obtenir la guérison qu'au moyen d'une opération.

Malgré l'insuccès que nous avions déjà obtenu en employant notre méthode, nous jugeâmes qu'il serait opportun de recourir à cette même méthode dans ce cas-ci, mais en lui ajoutant un perfectionnement. Au lieu d'abandonner le périoste au fond de la plaie, nous pensâmes qu'il serait utile de faire la suture.

Le 16 juin 1855, nous pratiquons l'opération de la manière suivante; nous étions encore assisté par MM. Beever et Ransôme. Une incision est faite sur la face interne du tibia dans la longueur de 15 centimètres, son centre correspond au foyer de la fausse articulation. Nous faisons arriver notre incision jusques sur le périoste, et alors nous passons un fort bistouri entre les deux fragments du tibia en nous éloignant autant que possible des vaisseaux et des nerfs. Puis nous pratiquons une incision sur le périoste du fragment supérieur, et, saisissant avec une pince les bords de l'incision, nous décollons le périoste dans une étendue d'un centimètre et demi et tout autour de l'os, mais plus sur la face antérieure que sur la face postérieure. Le périoste du fragment inférieur n'est pas double comme dans le premier cas. Alors faisant saillir tour à tour les deux bouts des fragments, j'en excise sur chacun un centimètre environ en pratiquant une section oblique. Je rapproche les deux bouts, je fais une suture sur chaque lambeau périostique, puis je les couds entre eux. Je ne touche point à la fausse articulation du péroné. Je place la jambe dans un appareil qui, au moyen d'attelles, maintient le membre dans une immobilité complète; je panse la plaie à l'ordinaire.

Les jours qui suivirent l'opération n'amenèrent aucun accident, la plaie suppura et au bout de deux mois elle fut complétement fermée. Au bout du troisième mois, nous ôtâmes tout appareil, et nous constatâmes que la guérison était complète, ce que nous avions déjà prévu par les examens que nous avions pu faire à maintes reprises pendant les pansements. Quand cette fille sortit, au bout de quatre mois, elle pouvait parfaitement marcher sans béquille, sans douleur et sans boîter d'une manière très apparente. En examinant attentivement, on voyait cependant qu'il y avait quelque chose d'anormal dans la démarche. Le péroné ne s'est point consolidé. Depuis sa sortie de l'hôpital, cette fille n'est plus venue nous voir et cela nous prouve qu'elle était bien guérie.

En mai 1856, je fis un voyage à Paris, préoccupé de mes deux faits, et, enhardi par mon succès dans le dernier cas, je tentai de nouvelles expériences à l'amphithéâtre d'anatomie des hôpitaux avec le concours de M. le docteur Béraud, chirurgien des hôpitaux; je fis représenter au crayon les divers temps de l'opération telle que je l'avais exécutée dans la dernière circonstance. M. le docteur J. Rouyer, actuellement rédacteur-gérant du journal le *Progrès,* voulut bien nous prêter son concours et se chargea de nous faire quelques dessins. Ce fut dans ces conditions que j'appris que M. le professeur Nélaton avait dans son service à la Clinique un malade atteint de pseudarthrose. Je profitai de cette occasion pour communiquer à cet éminent chirurgien mes idées sur la cure des pseudarthroses; peu de jours après M. Nélaton fit une leçon qui fut reproduite dans la *Gazette des hôpitaux* à la date du 7 juin 1856.

Nous allons reproduire textuellement cette leçon, parce qu'elle établit nettement, par sa date et par sa précision dans les détails, notre priorité à l'idée et à l'application de l'autoplastie périostique.

« *De l'autoplastie périostique* (1). *Nouvelle méthode pour le traitement des pseudarthroses* (2).

» M. le professeur Nélaton a parlé à sa clinique d'une nouvelle manière de traiter les pseudarthroses. M. Jordan, chirurgien des hôpitaux de Manchester, est l'inventeur de cette méthode, et il a profité de son séjour à Paris pour proposer à M. Nélaton l'application de cette heureuse innovation. Déjà M. Jordan a pu en

(1) Que le lecteur le remarque bien, le titre de la leçon n'offre pas d'ambiguïté, c'est bien : autoplastie périostique.

(2) *Gazette des hôpitaux*, page 266, samedi 7 juin 1856, n° 67.

obtenir une guérison dans un cas désespéré et traité en vain par beaucoup d'autres chirurgiens.

» Voici en quelques lignes en quoi consiste cette méthode:

Premier temps. — On découvre l'os comme dans les cas où il s'agit de pratiquer la résection des deux fragments non réunis. Quand on est arrivé sur les os, on fait une émission verticale sur le périoste, en commençant plus ou moins haut sur le corps de l'os, et on la termine vers la solution de continuité. On attaque ainsi indifféremment l'un et l'autre fragment, on dissèque le périoste de toute part, c'est-à-dire qu'on le sépare de l'os. Cette dissection doit être pratiquée avec le manche d'un scalpel, et par petits coups; elle est un peu longue, mais il ne faut pas employer la lame d'un bistouri, parce qu'alors on coupe infailliblement une partie des vaisseaux du périoste, on perfore même souvent cette membrane nourricière, et l'on s'expose ainsi à manquer son but. Il ne faut pas oublier que, lorsqu'il y a un travail pathologique dans un os comme dans une pseudarthrose, le périoste est épaissi, plus turgide, plus vasculaire et plus facile à séparer de la substance osseuse. Après cette dissection, on a une espèce de manchette périostique, ouverte latéralement comme les manches de nos habits ou de nos chemises. Pour l'autre fragment, on se comporte de même, en ayant soin de pousser la dissection du périoste dans une moins grande étendue.

» *Deuxième temps.* — On resèque les bouts des fragments, et ici l'on emploie les mêmes instruments que pour une résection ordinaire, la scie, la sonde de Blandin, le davier, etc. On doit autant que possible enlever toute la partie de l'os qui est recouverte de stalactites osseuses, et l'on sait que ces stalactites se trouvent précisément au point où le périoste a été détruit ou altéré par la cause vulnérante au moment de la fracture en général. On doit reséquer 1 centimètre et demi à 2 centimètres pour chaque fragment.

» *Troisième temps.* — On invagine un des fragments dans la manchette périostique que lui offre l'autre, et alors on fait un point de suture à l'extrémité de la manchette, et on dispose le périoste de telle façon que la solutiou de continuité de celui-ci ne corresponde pas à la solution de continuité des os. On rapproche ensuite les bords de l'incison des parties molles, on maintient le membre dans un appareil convenable, et le reste se passe comme dans les opérations ordinaires.

» Dans le cas où l'on craindrait d'avoir un trop grand raccourcissement, ou bien si l'on ne pouvait se livrer à une dissection complète de tout le périoste, M. Jordan a encore proposé une autre conduite. Dans ce cas, on dénude l'os dans la moitié superficielle de sa circonférence, de sorte que l'on a deux oreillettes périostiques qui rappellent les oreillettes de la peau dans l'amputation de M. Lenoir; on dénude l'autre fragment sur une face opposée à celle du premier fragment, et si l'on éprouve trop de difficulté, on se contente de gratter le périoste dans une étendue en rapport avec la partie dénudée du premier fragment. Dans le deuxième temps on coupe les deux fragments en biseau; on a ainsi deux becs de flûte opposés l'un à l'autre; on les affronte et l'on coud le périoste tout autour. On voit qu'en définitive ce procédé donne le même résultat que le précédent; il doit peut-être donner plus de peine pour maintenir les fragments dans un rapport intime.

» Ce procédé ou plutôt cette méthode offre-t-elle quelque chose de nouveau? Les auteurs ont employé le frottement, les aiguilles, le séton, la ligature, la résection, l'abrasion ou grattage des fragments, et enfin la cautérisation. Nous ne voyons rien là qui rappelle la méthode de M. Jordan. White et d'autres chirurgiens ont bien parlé du grattage du périoste, mais ils n'ont pas formulé une idée nette sur ce point. Ont-ils indiqué ce que devenait ce périoste gratté? Non. Aussi nous pensons que M. Jordan a réellement fait une innovation heureuse et qui peut recevoir de nombreuses applications : c'est l'autoplastie appliquée au périoste.

» Quand on pense que l'on voit souvent dans les hôpitaux des malades ayant des pseudarthroses subir un grand nombre d'opération chirurgicales, sans en tirer aucun profit, on doit accueillir avec reconnaissance une méthode qui se base sur les saines données de la physiologie et un fait clinique suivi de succès. Enfin, nous ne devons pas omettre de dire que M. le professeur Nélaton lui a donné son approbation, et que ce n'est qu'à son grand regret qu'il n'a pu l'employer sur le malade à propos duquel il a exposé à son auditoire la méthode de M. Jordan. »

Ainsi cette longue citation prouve suffisamment que dès 1856 notre procédé d'autoplastie périostique était bien connu, puisque les nombreux élèves qui suivaient les leçons du savant professeur de la Clinique de la Faculté avaient pu en entendre l'exposition, puisque, en outre, la leçon avait été reproduite par les journaux.

Les choses en étaient là lorsque M. le docteur Ad. Richard, habile chirurgien des hôpitaux de Paris, entreprit de faire une résection de l'humérus en conservant une manchette périostique. Nous allons rapporter ici cette observation qui suivit de près notre communication à M. le professeur Nélaton, et que nous trouvons relatée dans la Thèse de M. le docteur Roy. (*Thèse de Paris*, 12 juillet 1856.)

Observation III. — Le nommé V... (Théophile), âgé de quarante-deux ans, d'une bonne constitution, étant à bord d'un vaisseau, s'est cassé le bras droit, le 20 avril 1853; il ne reçut aucun soin, et ce ne fut qu'un mois après son accident qu'il fut traité à Lima, mais sans succès. Ce malade arriva à Paris au mois de juillet 1854, avec une pseudarthrose du bras droit; il entra à la Charité, où il subit inutilement l'opération du séton; il vint à l'Hôtel-Dieu, dans le service de M. Laugier qui tenta aussi le séton, en y joignant le grattage des fragments par la méthode sous-cutanée.

La pseudarthrose persistant, M. Laugier pratiqua alors la résection oblique des fragments, en y joignant, comme nous l'avons déjà dit, la suture des os.

Aucun accident grave ne survint, et quarante-deux jours après l'opération, le malade fut placé dans un appareil inamovible en gutta-percha, mais encore cette fois les espérances du chirurgien et du malade furent déçues, la consolidation ne s'effectua pas.

Pendant les vacances, M. A. Richard, agrégé de la Faculté, remplaçant M. Laugier, eut alors recours au moyen qu'il exposa dans les termes suivants à la séance de la Société de chirurgie, le 26 septembre :

« Lorsque, dit M. A. Richard, l'on a détruit la fausse articulation, il est très difficile de s'opposer au raccourcissement du membre. Pour remplir ce but, j'ai fait par une dissection attentive un manchon du périoste offrant environ 2 centimètres en haut et en bas, et j'ai réuni cette espèce de gaîne sans mettre les extrémités osseuses en contact, comptant sur la sécrétion du périoste pour combler l'intervalle qui les sépare. »

L'opération pratiquée par M. Richard est, certes, on ne peut plus rationnelle; elle s'appuie, en effet, sur les expériences physiologiques et les faits cliniques. M. Flourens, après avoir disséqué le périoste d'une côte d'un animal, et enlevé une portion de l'os, vit, après un certain temps, que l'intervalle qui séparait les deux extrémités des fragments avait été comblé par un tissu osseux. D'un autre côté, M. Maisonneuve n'a-t-il pas vu, après l'ablation du maxillaire inférieur, le périoste ayant été conservé, l'os se reproduire? M. Richard avait donc tout lieu d'espérer d'obtenir la guérison de son malade. Malheureusement la sécrétion osseuse n'eut pas lieu et le malade attend encore la guérison de sa pseudarthose.

Après avoir cité cette observation, M. le docteur Roy décrit notre procédé d'après les renseignements qui lui furent donnés par M. le docteur Béraud, et il fait suivre sa description des réflexions suivantes :

« C'est, dit-il, surtout par les faits cliniques qu'on juge une méthode. Celle de M. Jordan n'a été appliquée qu'une fois et avec succès. C'est donc une méthode à expérimenter. On ne peut s'empêcher de reconnaître que, par le procédé de M. Jordan, on met les os dans les meilleures conditions pour que la consolidation se fasse. Nous croyons que le procédé de M. Jordan est appelé à rendre de grands services dans le traitement des pseudarthroses. »

Voilà donc une méthode discutée, appréciée dans l'enseignement, dans les thèses soutenues devant la Faculté de médecine de Paris, et cependant l'on a passé tout cela sous silence. Mais ce n'est point tout, voici maintenant notre méthode mentionnée dans les livres classiques.

En 1859, dans la deuxième édition de son *Anatomie chirurgicale* (t. I, p. 204), M. le professeur Malgaigne cite encore notre méthode opératoire. Après avoir rappelé les expériences de M. Flourens, cet éminent professeur ajoute les paroles suivantes :

« M. Flourens, c'est une justice de le reconnaître, a donc appris aux chirurgiens à ménager davantage le périoste; et tout récemment M. Jordan, de Manchester, a établi sur ces données un procédé pour la cure des pseudarthroses consistant à reséquer les bouts des deux fragments en conservant avec soin leur périoste qui forme ainsi deux sortes de manchettes qu'on invagine ensuite l'une dans l'autre. »

Ainsi, voilà un procédé ou plutôt une méthode opératoire, connue, commentée depuis 1856; voilà une méthode nouvelle, l'autoplastie périostique nettement formulée depuis la leçon de M. Nélaton (4 juin 1856), et l'on s'étonne d'apprendre que deux ans après l'on vienne dans plusieurs sociétés savantes, devant les Académies, se poser comme l'inventeur de cette méthode, c'est-à-dire de l'autoplastie périostique (1).

(1) Nous ne craignons pas de le dire : on n'a fait que commenter l'idée que nous avons émise et appliquée pour la première fois.

Mais laissons ces faits de côté ; qu'importe, si l'on veut s'attribuer les honneurs de cette application ; nous devons en conclure qu'apparemment il y a là quelque chose de bon.

Peut-être nous objectera-t-on qu'une méthode qui n'a été appliquée que trois fois et qui n'a réussi qu'une seule fois, ne mérite pas d'être l'objet d'une publication. Nous répondrons à cela que le fait de M. Richard n'est pas complétement dans notre procédé, et que dès lors il ne doit point entrer en ligne du nôtre ; que si nous avons échoué dans notre première observation, cela tient à ce que nous n'avions pas encore arrêté rigoureusement notre manœuvre opératoire, que par exemple nous n'avions pas fait la suture des lambeaux du périoste.

Du reste, nous croyons qu'il ne faut point juger la valeur d'une méthode opératoire par ce qu'elle donne à ses débuts. S'il fallait ainsi apprécier les nouvelles opérations, John Hunter aurait eu tort de publier sa méthode de traitement des anévrysmes, parce que ses débuts n'avaient pas été heureux.

Les encouragements qui nous ont été donnés de tous côtés, les discussions qui ont lieu en ce moment à l'Académie des sciences et le désir bien légitime d'établir nos droits nous engagent à faire connaître définitivement notre manière de traiter les pseudarthroses.

PROCÉDÉ OPÉRATOIRE.

L'opération que nous allons décrire a pour but de reséquer les parties non réunies, de former un manchon périostique pour engaîner un des fragments, de rapprocher les fragments et coudre le périoste, et enfin de réunir les parties molles. Cette opération offre donc divers temps qui sont :

1° Découvrir les fragments.

2° Dénuder les fragments.

3° Reséquer les deux bouts.

4° Rapprocher les fragments.

5° Coudre le périoste.

6° Rapprocher les parties molles.

7° Panser et appliquer un appareil.

Nous allons décrire chaque temps en particulier, parce que cela nous permettra d'insister sur beaucoup de détails très importants.

Premier Temps. — *Découvrir les fragments.*

Pour découvrir le foyer de la fausse articulation, il est nécessaire de parcourir la route la plus directe de la peau jusqu'aux os. Mais pour cela quelle incision doit-on pratiquer, quelle étendue, quelle direction doit-elle avoir ? En principe il faut que l'incision soit aussi large et aussi étendue que possible ; il faut donc largement découvrir les fragments, et c'est dans ce but que nous donnons la préférence à l'incision cruciale.

Ainsi l'on pratiquera d'abord une incision suivant l'axe du membre, et ensuite sur le milieu de cette première incision on en fera une seconde transversalement en se conformant aux règles connues de l'incision cruciale. On aura soin de pénétrer de suite jusqu'à l'os. Cependant si l'on ne sentait pas facilement l'os, s'il était très mobile, on devrait alors ne pratiquer ces incisions que couches par couches, afin d'éviter de se perdre à côté de l'os dans l'épaisseur des parties molles. Pour faire l'incision transversale, il est quelques ménagements à garder. En la faisant des parties superficielles aux parties profondes on pourrait blesser les vaisseaux et les nerfs principaux de la région , il serait donc préférable de faire cette sorte de débridement de la profondeur à la superficie, et pour cela il serait certainement très utile de se servir de la sonde cannelée, comme on le fait quand, pour découvrir l'artère tibiale antérieure, l'on coupe l'aponévrose de la jambe des parties profondes vers la peau.

Dans le cas où la pseudarthrose est très superficielle, on pourrait à la rigueur se dispenser de faire l'incision cruciale, et alors une simple incision longitudinale plus ou moins étendue serait suffisante. Si dans le cours de l'opération l'on était gêné, on devrait se décider à agrandir l'ouverture, soit au moyen de l'incision en T, soit au moyen de l'incision en L ou en V.

Après avoir fait cette incision des parties molles, il reste encore à séparer les deux bouts des fragments. On sait que le plus souvent les deux bouts sont unis par un ligament fibreux. Eh bien! dans ce cas, il suffit de passer un bistouri étroit entre les deux fragments pour couper ces liens.

Nous avons dit qu'il faut couper fermement jusqu'à l'os. Cela est fait dans le but de ne pas séparer les parties molles de la face externe du périoste. Il faut, autant que possible, que cette membrane ne soit pas dénudée par sa face externe; son union aux parties molles périphériques nous paraît indispensable pour la réussite complète de l'opération. Nous insistons beaucoup sur ce fait, nous y attachons la plus grande importance, parce que si le périoste qui reçoit les vaisseaux et sa protection des tissus ambiants vient à être dénudé à la fois par sa face externe et par sa face interne, il est certain qu'il ne sera pas dans les conditions de vitalité suffisantes, non-seulement pour la régénération d'un os nouveau, mais encore pour sa propre nutrition. Ainsi nous recommandons beaucoup de ne pas dénuder le périoste par sa face externe ; on n'a pas assez fait attention à ce fait dans les diverses entreprises faites jusqu'à ce jour, et c'est sans doute l'oubli de cette pratique qui a été la cause des insuccès dans quelques expérimentations et dans quelques cas de résections sous-périostiques.

Nous pensons par exemple que M. Sédillot ne s'est point prémuni contre cette cause d'insuccès, et c'est ainsi dès lors que nous nous expliquons pourquoi dans une note récente communiquée à l'Institut il s'est déclaré peu convaincu des résultats fournis par la conservation du périoste.

Il nous faut étudier maintenant quel est le point où il est convenable de pratiquer l'incision. Nous avons posé en principe que l'incision devait porter sur le côté du membre qui offre le moins d'organes importants et sur l'endroit où l'os est le plus superficiel. Ce précepte serait, à la rigueur, suffisant pour notre sujet, mais nous croyons utile d'ajouter quelques considérations sur les diverses régions qui sont le siége de pseudarthroses.

Pour les fausses articulations du bras, on devra faire l'incision sur le côté externe comme nous l'avons fait représenter dans nos planches (voy. pl. I, II, III). Une incision sera donc pratiquée verticalement et parallèlement à l'axe de l'humérus, sur le côté externe du bras, à 2 centimètres environ en avant de l'aponévrose intermusculaire externe.

Pour la cuisse, on devra faire une incision sur le côté externe : ici elle devra être plus longue et cruciale, parce que l'épaisseur des parties molles sera plus grande. On n'a aucun organe important à respecter sur cette région.

Quand il s'agit de fausses articulations à l'avant-bras et à la jambe, il peut exister deux cas : ou bien un seul os est le siége de cette fausse articulation, ou bien ce sont les deux os à la fois. S'il y a pseudarthrose double, est-il nécessaire de pratiquer l'opération sur les deux os? Nous ne le pensons pas. Il suffit d'agir sur l'os principal. La guérison étant obtenue sur une fausse articulation, les troubles fonctionnels disparaissent quand même la pseudarthrose de l'autre os persisterait; mais il est probable que la consolidation d'un os ne tardera pas à amener celle de l'autre. C'est ainsi que nous nous sommes comporté dans un cas qui a été suivi du rétablissement de la fonction du membre. Il est vrai que dans ce cas il s'agissait du membre inférieur et qu'il était évident qu'il fallait s'adresser au tibia, os le plus important; mais pour une pseudarthrose de l'avant-bras, il ne serait pas si facile de décider quel est l'os qui est le plus important et qu'il convient d'attaquer. Faudrait-il s'adresser de préférence au radius ou au cubitus, ou bien faudrait-il pratiquer la résection des deux os? Nous avouons ici notre embarras. Si l'on réfléchit qu'après tout une double opération est quelque chose de sérieux, nous serions disposé à ne faire ici qu'une opération sur un seul os; et pour choisir nous nous guiderions sur le plus ou moins de mobilité des deux pseudarthroses. Ainsi la fausse articulation du cubitus étant la plus mobile, c'est à elle que nous nous adresserions. Si, après avoir obtenu la guérison de celle-ci, le membre était encore impotent, s'il y avait toujours de la mobilité dans la fausse articulation radiale, nous ferions une seconde opération. Quoi qu'il en soit, si nous avions à opérer une pseudarthrose cubitale, nous pratiquerions l'incision sur le côté interne. Pour le radius, ce serait sur le côté externe, partie où l'os est le plus superficiellement placé.

Pour le tibia, la face interne de cet os est tellement rapprochée de la peau, qu'il est à peine nécessaire de dire que c'est par elle qu'il faudrait attaquer l'os. Nous ne pensons pas qu'il y ait indication à opérer une pseudarthrose du péroné. Si ce cas se présentait, il serait convenable de faire l'incision en dehors.

Telles sont les considérations dans lesquelles nous devions entrer pour décrire complétement ce premier temps de notre opération, nous allons maintenant aborder la description de notre second temps.

Deuxième Temps. — *Dissection du périoste.*

Avant de décrire la manière de disséquer ce périoste, il est nécessaire d'établir un fait. Sur un os sain le périoste est peu épais, peu consistant et d'une vascularité relative peu considérable, tandis qu'il offre une adhérence assez considérable, conditions peu favorables à la dissection, sur un os malade et surtout au voisinage d'une fausse articulation, le périoste a acquis une consistance et une épaisseur très grandes. En outre, ses vaisseaux se sont dilatés, les canalicules vasculaires sont plus larges. De là résulte une plus grande facilité pour la séparation de cette membrane du tissu osseux auquel elle est unie. Il existe même quelquefois une véritable phlogose du périoste plus ou moins ancienne, qui a amené des dépôts calcaires dans le voisinage de la fracture de sorte que la séparation du périoste est très facile.

Ceci étant établi, comment devons-nous procéder à la séparation du périoste? La chose capitale dans cette manœuvre c'est de conserver au périoste ses propriétés physiologiques; il faut respecter ses vaisseaux, sa continuité; en un mot, il est nécessaire que le périoste ne soit point altéré.

Pour décoller le périoste, plusieurs procédés se présentent à l'esprit: faut-il employer la dissection avec la pointe du bistouri? Faut-il préférer le grattage, le décollement, la traction ou bien la percussion? Examinons chacun de ces modes opératoires.

L'incision est un procédé qui consiste à séparer le périoste de l'os au moyen de la pointe du bistouri, c'est là ce qui se présente à l'esprit au premier abord. Nous l'avons essayée, nous reconnaissons qu'elle est d'une exécution prompte et facile non-seulement sur les os malades, mais encore sur les os sains. Comme les fibres qui composent le périoste se dirigent dans le même sens que les canalicules vasculaires, il est nécessaire de faire la dissection par des coups de scalpel ou de bistouri dirigés suivant l'axe de l'os, et non transversalement, car alors la séparation est presque impossible, surtout sur un os malade. Eh bien! malgré cette possibilité de séparation, nous devons porter un jugement peu favorable sur cette manière de faire. Plusieurs objections se présentent à l'esprit. Ainsi, pour disséquer le périoste, il faut d'abord le saisir avec des pinces qui le contusionnent plus ou moins; mais ce n'est pas tout, en coupant les vaisseaux qui vont du périoste à l'os, on amoindrit la vitalité et la nutrition de ces deux tissus, et, par conséquent, on se prive nécessairement des matériaux qui doivent présider à la réparation de l'os.

Mais ce n'est point. En se servant de la pointe du scapel ou du bistouri, quelque habileté que l'on ait, l'on évitera difficilement de perforer çà et là le tissu du périoste, on aura dès lors une, deux, trois perforations et même plus, qui viendront encore diminuer la vitalité du périoste.

Pour tous ces motifs, nous croyons qu'il ne faut pas avoir recours à l'instrument tranchant pour pratiquer la séparation du périoste. Il ne nous reste donc plus à choisir qu'entre le grattage, le décollement, la traction et la percussion.

Le grattage du périoste a été employé quelquefois dans le traitement des fausses articulations, mais sans aucun principe. Dans notre opération, le grattage du périoste nous paraît devoir être rejeté, parce que les vaisseaux de cette membrane sont plus ou moins contusionnés, détruits, et par conséquent nous ne pouvons accepter ce mode opératoire.

Qu'est-ce que le décollement? C'est une opération qui consiste à saisir le périoste et à le séparer de l'os, comme on séparerait, par exemple, la pie-mère de la substance cérébrale. Mais cette opération est-elle applicable au périoste? Nous ne le pensons pas. L'adhérence est trop intime même autour des fausses articulations pour qu'en soulevant cette membrane elle puisse se séparer. Il en est ainsi, non-seulement lorsque le périoste est sain, mais même encore lorsque le périoste est devenu moins adhérent par suite de la vascularisation. Il faut donc renoncer à ce procédé qui en théorie semble le meilleur, mais qui en pratique n'est réellement pas possible.

Nous en dirons autant de la traction, opération qui consisterait à saisir les bords du périoste incisé et à exercer une traction pour le soulever. Il est évident que, dans cette manœuvre, le tissu périostique ne résisterait pas et qu'on le détruirait plutôt que de le séparer.

Il ne nous reste donc que le procédé de la percussion. En quoi consiste-t-il ? On pratique avec un corps mousse à la jonction du périoste avec l'os de petits coups répétés et l'on voit le périoste se détacher. C'est certainement là le procédé le meilleur, ainsi que nous allons le prouver ; mais auparavant, il est bon de dire comment nous l'exécutons. Après avoir exécuté le premier temps, le périoste est incisé, ou s'il ne l'est point, on l'incise dans le fond de la plaie sur le fragment supérieur seulement et au niveau de la pseudarthrose, de sorte que l'on a une incision périostique en forme de T. Cela fait, avec une pince à dents de souris peu large, on saisit doucement l'angle de l'incision. Puis avec un corps anguleux, mais mousse, comme par exemple l'extrémité libre du manche de certains scalpels on pratique de petits coups entre l'os et le périoste et l'on tend celui-ci. Quand on a détaché un côté, on procède à la même manœuvre du côté opposé. On pourrait se servir d'une rugine ou bien d'un instrument en ivoire ayant la forme de l'extrémité libre d'un scalpel ; en agissant ainsi, on arrive assez promptement à séparer le périoste dans une étendue qui est variable suivant la longueur du bout à reséquer ; maintenant, comment procédera-t-on à cette résection des deux bouts ?

On arrive ainsi à la fin de ce temps pour avoir une sorte de double lambeau périostique revêtu de chaque côté du fragment supérieur.

Nous attachons la plus grande importance à cette manière de disséquer le périoste et nous pensons, ainsi que nous l'avons déjà dit, que les insuccès de quelques chirurgiens doivent être imputés à l'inobservation des règles que nous venons de poser. Si M. Sédillot signale qu'à la suite de la dissection d'une manchette périostique, il n'a pas vu l'os se reproduire, c'est qu'il a disséqué son périoste en le meurtrissant et en le privant de ses vaisseaux.

Ajoutons en terminant qu'il n'est pas nécessaire de pratiquer la séparation du périoste sur ce fragment inférieur, puisque le manchon du fragment supérieur sera suffisant. Il est aussi important d'être fixé sur ce point, parce que cette dissection que nous avons essayée sur ce cadavre, ne serait pas sur le vivant sans présenter des difficultés sérieuses.

Troisième Temps. — *Résection des fragments.*

Comment faut-il pratiquer la résection? Faut-il agir sur les deux bouts ou sur un seul? Convient-il de faire une résection transversale ou oblique ou même par engrenage? Voilà autant de questions que nous devons chercher à résoudre. A la rigueur on pourrait se contenter de reséquer un seul fragment, le supérieur par exemple. Le fragment inférieur ayant été rafraîchi par sa séparation d'avec le supérieur serait ensuite engaîné dans le manchon périostique de celui-ci.

Tout en reconnaissant à cette manière de faire l'avantage incontestable de rendre l'opération plus facile, plus simple et moins grave, nous ne croyons pas devoir l'adopter, parce que nous craindrions qu'elle ne fût insuffisante, en ce sens que les surfaces osseuses en contact ne seraient pas assez larges pour permettre la formation d'un cal assez abondant et d'une résistance convenable. Il faut donc se décider à reséquer les deux fragments. Trois procédés sont en présence et également applicables, ce sont : 1° la résection transversale; 2° la résection par mortaise ou engrènement réciproque; 3° la résection oblique. Nous ne voulons exclure aucun de ces procédés, parce que, suivant les formes de la fausse articulation, ils peuvent être utilisés ; nous allons donc décrire sommairement les deux premiers pour insister davantage sur le dernier qui nous a paru supérieur aux deux autres, ainsi que nous nous proposons de le faire voir.

Pour pratiquer la résection transversale on se comportera de la manière suivante : le périoste étant disséqué sur le fragment supérieur tout autour et dans une étendue de 2 à 3 centimètres, on resèque ce bout dénudé, on a alors une manchette périostique. On resèque ensuite suivant les règles connues le bout du fragment inférieur.

Si la fausse articulation était transversale, certainement nous aurions recours à ce procédé qui, en outre des avantages cités plus haut, présente celui très grand à notre avis de coupler les fragments d'une manière solide et d'empêcher ces déplacements. Mais malheureusement, il faut bien le reconnaître, les fausses articulations tout à fait transversales sont très rares et par conséquent le procédé précédent peu applicable. Si à toute force on voulait en faire l'application à des fausses articulations obliques, on serait obligé d'enlever des fragments dont la longueur serait vraiment trop grande, et alors les avantages que nous reconnaissions au procédé auraient réellement disparu, puisque l'opération ne serait ni facile, ni prompte, ni sans danger.

Ce que nous venons de dire de la résection transversale s'adresse à la résection avec mortaise ou par engrènement des fragments. En quoi consiste ce procédé?

On dénude le fragment supérieur comme nous l'avons déjà dit, mais seulement dans la moitié de sa circonférence, puis avec une scie on coupe perpendiculairement jusqu'au milieu de l'os, par un second trait de scie on coupe l'os suivant sa longueur en commençant par son extrémité libre, en finissant sur le premier trait de scie transversal. On enlève ainsi un fragment d'os qui représente la moitié de la circonférence de cet os. On agit de même sur le fragment inférieur; seulement ici on enlève par le même procédé, mais sans conserver le périoste, la demi-circonférence de l'os opposée à celle que l'on vient d'enlever au fragment supérieur. On a alors deux fragments qui peuvent s'engrener réciproquement. Nous reconnaissons à ce procédé un avantage incontestable, c'est de nous offrir une coaptation si nécessaire, et une surface très large pour la formation du col, il y a là quatre surfaces en contact, deux articulations et par conséquent une double chance de succès. Mais l'opération est longue, il faut faire une dénudation des os dans une grande étendue; aussi nous croyons que ce procédé ne sera applicable que dans quelques cas exceptionnels.

Il ne nous reste que la résection oblique, et c'est ce procédé que nous avons employé dans nos deux opérations. Nous sommes heureux de voir qu'à la même époque M. le professeur Laugier a suivi ce procédé. En 1855, M. Laugier, au lieu de reséquer les deux fragments perpendiculairement à leur axe, fit sur chacun d'eux une section oblique. C'était mettre à exécution une idée émise par Flaubert, de Rouen, à savoir qu'on aurait plus de chance de succès, si on sciait chaque fragment obliquement pour les faire correspondre par une large surface.

Dans un mémoire lu à l'Académie des sciences, le 28 avril 1855, outre l'avantage indiqué par Flaubert, M. le professeur Laugier en signale deux autres.

Le premier consiste à ne pas produire de raccourcissement, raccourcissement qui est inévitable lorsqu'on resèque les fragments transversalement. Le second c'est de rendre l'opération plus facile, moins longue et moins dangereuse.

« Voici, en effet, dit cet éminent professeur, ce qui arrive dans les fractures anciennes non consolidées, l'un des fragments est plus saillant, plus superficiel ou du moins plus facilement accessible, l'autre est plus difficile à amener à l'extérieur. Pour faire leur coupe perpendiculaire à l'axe, il faut préalablement dépouiller des parties molles l'extrémité que l'on veut reséquer sur toute sa circonférence. Par la section oblique au contraire, il suffit d'amener au dehors le côté du fragment profond qui répond au fragment superficiel, et de l'entailler latéralement dans une longueur égale à celle de la section pratiquée sur l'autre fragment. Cela fait, on perfore les deux fragments pour passer la ligature à deux chefs qui servent à les réunir. »

Pour notre part, nous sommes convaincu de tous ces avantages; aussi est-ce là le procédé que nous avons déjà employé, c'est celui que nous avons représenté dans nos planches et nous allons le décrire actuellement (voir pl. I, pl. II., fig. 1. et fig. 2. et pl. III). Après avoir séparé le périoste, on coupe obliquement le fragment supérieur dans sa portion la plus superficielle, puis on soulève le fragment inférieur et sur la face profonde on fait une semblable section par la scie à chaîne ou par la scie à manche ou à molette. On a donc deux fragments taillés en bec de flûte qui vont se correspondre.

Dans cette section oblique il est une précaution importante que nous devons signaler : il faut que les deux surfaces de section soient parfaitement symétriques et opposées, car sans cela l'application des deux bouts aurait pour résultat la torsion du fragment inférieur et une déviation grave dans le segment inférieur du membre. Il faut avouer que cette condition n'est pas toujours facile à remplir; des expériences faites sur le cadavre nous ont convaincu qu'il faut prendre beaucoup de soins pour faire correspondre les nouvelles surfaces, sans que le membre soit dévié par leur adaptation. Il est à peine nécessaire de dire que si cette adaptation n'était pas convenable après une première section, on en ferait une seconde pour corriger.

Les avantages reconnus à cette méthode par M. le professeur Laugier sont tellement incontestables, que nous ne voulons pas revenir sur cette question. Mais n'exagérons rien, il y a ici quelques inconvénients : c'est la mobilité des fragments, c'est le chevauchement possible ; or l'on sait que ce sont là des conditions peu favorables à la consolidation des fractures. Nous allons voir bientôt comment nous pouvons combattre ou faire disparaître ce grave inconvénient.

Quatrième Temps. — *Rapprochement des fragments.*

(Pl. II, fig. 1 et 2.)

Ce quatrième temps de l'opération est-il nécessaire ? Faudrait-il par exemple laisser les fragments écartés, dans l'espoir que la manchette périostique produira un os nouveau qui viendra combler la perte de substance ? Cette conduite a été suivie par un habile chirurgien dans une observation que nous avons rapportée. Cette manière de faire offre un avantage très grand, à savoir que si l'os se reproduisait, le membre ne serait point raccourci, puisque le périoste conservé nous fournirait une virole osseuse aussi étendue que celle qui a été enlevée par la scie. Mais, sur ce point, l'expérience nous fait défaut et nous croyons devoir nous abstenir de conseiller ce procédé ou de le blâmer ; l'avenir seul peut le juger. Après mûres réflexions, nous croyons devoir nous en tenir à notre manière de faire, d'autant plus que nous n'avons eu qu'à nous en applaudir, et que même pour le membre inférieur où le raccourcissement est plus à redouter qu'ailleurs, cela n'a pas été suivi d'inconvénient sérieux. D'ailleurs nous avouons que dans la manière d'agir de M. A. Richard, il y a quelques craintes de non-consolidation.

Cela dit, comment doit-on procéder au rapprochement? On pousse le fragment inférieur à la rencontre du fragment supérieur; cela est bien simple, mais cependant il est bon de donner quelques explications. Si vous avez fait une résection transversale, ce rapprochement n'offre aucune difficulté; mais dans la résection par mortaise ce rapprochement devient plus difficile. Dans la section oblique, nous avons déjà fait pressentir que ce rapprochement présentait quelquefois des difficultés sérieuses. Il faut donc avoir soin de mettre ces surfaces en contact sans qu'il y ait la moindre déviation dans le membre.

Quand ce rapprochement est effectué, est-il nécessaire de pratiquer la suture des deux bouts coupés? S'il s'agit d'une résection transversale ou par engrènement, nous répondons par la négative, mais quand la section est oblique, on peut avoir recours à ce moyen. C'est ainsi que le conseille M. le professeur Laugier. La suture a un avantage réel, elle s'oppose au déplacement des fragments qui sont en effet très morbides; mais nous rejetons cependant ce procédé opératoire pour un motif très important. Dans une semblable opération, il faut avant tout éviter la suppuration. La suppuration est le plus grand obstacle à la production du cal. Or, que faites-vous quand vous introduisez un fil métallique entre les deux bouts de votre pseudarthrose? Vous provoquez un travail inflammatoire et suppuratif dans les os, dans le foyer de la solution de continuité; vous dépassez le but qui était d'irriter seulement, et votre opération est suivie d'insuccès d'une manière presque certaine. Nous croyons donc que la suture des deux bouts doit être rejetée. En donnant ce précepte, nous ne voulons cependant pas que l'on oublie l'indication capitale de rendre les fragments immobiles; nous verrons bientôt comment nous répondrons à cette indication.

Les figures 1 et 2 de la planche II sont destinées à représenter la manière dont les fragments se correspondent quand on a opéré le rapprochement suivant les règles que nous avons établies précédemment.

CINQUIÈME TEMPS. — *Suture du périoste.*

(Voy. pl. III.)

Quand le quatrième temps est achevé, on a le résultat suivant représenté dans la planche II, fig. 1 et 2. Les deux fragments se touchent par leurs faces obliques. La manchette périostique engaîne le fragment inférieur dans l'étendue d'un centimètre environ. Celle-ci est largement couverte et adhérente aux parties molles. Le cinquième temps consiste à la rapprocher par ses bords et à faire recouvrir le fragment inférieur et la solution de continuité. Pour exécuter ce temps il faut prendre avec une pince et avec ménagement l'angle inférieur de la manchette et on le porte sur l'axe de l'os, on en fait de même pour l'autre angle. Pour favoriser le rapprochement des lèvres des lambeaux périostiques, il convient de rapprocher en même temps, mais légèrement, les parties molles ambiantes (1).

Doit-on se borner à ce simple rapprochement, ou bien faut-il appliquer la suture du périoste? M. A. Richard, qui a tenté une fois l'autopsie périostique, a suivi la première manière de faire, et

(1) Nous ne pensons pas qu'il soit nécessaire de dénuder le bout du fragment inférieur. Dès lors une double couche de périoste engaîne le bout de ce fragment.

le résultat de son opération nous a confirmé dans l'utilité de la suture. Voici les avantages que nous lui attribuons : en cousant le périoste on protége mieux le foyer de la fracture contre l'envahissement de la suppuration. Or l'on sait que la condition la plus favorable à la consolidation est l'absence de granulations et de pus. Par cette suture le périoste peut très bien se réunir par première intention, et si la plaie extérieure suppure, il y aura moins de danger que l'inflammation et la suppuration se déclarent entre les deux fragments. Voilà donc un premier avantage qui ne saurait être l'objet d'une contestation.

En second lieu, la suture du périoste rétablit la continuité de l'os, en laissant le lambeau périostique sans réunion par des fils, qui nous assure que, dans les pansements, dans les mouvements imprimés aux os ou aux parties molles, les lèvres de la manchette ne s'écarteront pas au point de devenir complétement inutiles. Oui, rétablir la continuité du périoste c'est rétablir la continuité de l'os, c'est donc se mettre dans les meilleures conditions pour avoir une consolidation.

En troisième lieu, la suture du périoste nous présente encore cet avantage, c'est qu'elle remplace jusqu'à un certain point la suture des os, elle maintient les fragments dans un rapport plus intime.

Voici donc comment nous établissons cette suture qui se trouve représentée dans notre planche III, à un centimètre environ de l'extrémité libre de la manchette et à 3 à 4 millimètres des lèvres du lambeau, nous appliquons une suture à point passé avec un fil assez fort pour ne pas couper le périoste. Nous faisons un nœud et nous coupons les fils à ras, ou nous ne les coupons pas. Un deuxième point est appliqué à un centimètre au-dessus du premier et dans les mêmes conditions. Nous nous gardons d'exercer des tractions pour affronter parfaitement les lèvres de notre incision périostique de peur de produire quelque déchirure. Cela fait, on a deux points de suture, l'un au-dessus, l'autre au-dessous de la solution de continuité de l'os.

Le seul inconvénient que l'on peut reprocher à cette suture, c'est de placer un corps étranger dans le foyer de la fracture et d'exposer à la suppuration, mais nous verrons bientôt que l'on peut enlever les fils promptement ; et d'ailleurs, si l'on conservait quelques craintes à cet égard, l'on pourrait remplacer ces deux fils par des serres-fines que l'on placerait dans le fond de la plaie pendant quelques heures seulement.

Sixième Temps. — *Réunion des parties molles.*

Devons-nous réunir par première intention ou bien faut-il laisser les lèvres de la plaie des parties molles abandonnées à elles-mêmes? Nous sommes partisan de la réunion immédiate, mais non absolue. Nous savons que le point capital de notre méthode, c'est d'éviter la suppuration ; or, le meilleur moyen d'atteindre ce but, ce serait de rapprocher les lèvres de la plaie et d'obtenir une réunion immédiate. Mais ici cela est-il possible? Nous avons dans le fond de la plaie deux fils ou bien des serres-fines qui nuiraient nécessairement à cette réunion. Il faut donc se condamner à la suppuration ; mais si nous nous résignons à ce danger, c'est en la réduisant à des proportions très minimes.

Or, voici comment nous procéderons : nous réunirons par première intention les angles de notre incision cruciale et nous laisserons seulement au centre une sorte de canal pour l'écoulement des liquides et pour l'issue de nos fils ou de nos serres-fines. Il est inutile de nous arrêter à décrire la manière d'affronter les lèvres de cette incision ; tous les moyens de réunion seront ici applicables et nous ne donnons la préférence à aucun. Nous croyons que cette réunion des parties molles aura l'avantage de maintenir les deux fragments dans un rapport plus intime. On pourrait au besoin appliquer une mèche dans la portion de la plaie qui n'a pas été réunie, cela favoriserait encore mieux l'issue des liquides. Quant aux fils, ils seront fixés autour de la plaie avec une petite plaque de diachylon.

Septième Temps. — *Pansement, appareil.*

Le pansement est bien simple, on recouvrira la plaie de linges troués, enduits de cérat, puis on appliquera de la charpie, des compresses, et des bandes maintiendront le tout en place. La difficulté ne réside pas là, elle se trouve dans l'application d'un appareil qui maintienne les fragments dans un rapport toujours le même et permette en même temps les pansements journaliers. L'appareil plâtré ou l'appareil en gutta-percha ferrée seront ici d'une utilité incontestable. Ils offrent l'immense avantage de ne point se ramollir sous l'influence des liquides qui viennent de la plaie, et qui servent aux pansements. On appliquera donc l'un de ces appareils suivant les règles connues, et l'on aura soin de laisser une fenêtre pour l'examen de la plaie. Seulement il sera convenable que le pansement de la plaie dont nous venons de parler, soit appliqué après l'appareil.

Nous attachons la plus grande importance à ce que cet appareil inamovible soit bien fait ; de là dépend le succès de l'opération ; on ne saurait donc prendre trop de soin dans son application et dans sa solidification. Quant aux soins consécutifs, ils ne doivent pas nous arrêter, ils ne présentent rien de spécial. Les fils seront tirés au bout de vingt-quatre heures et les serres-fines au bout de cinq à six heures, si ce sont elles que l'on a employées pour la suture du périoste. On ne saurait laisser trop longtemps l'appareil en place ; quelquefois la consolidation n'est achevée qu'au bout de trois, quatre, cinq, six mois. Du reste, on n'ôtera l'appareil que lorsque l'on sera bien convaincu qu'il n'y a plus de chance d'obtenir la réunion.

Telle est notre méthode pour le traitement des fausses articulations. Nous pourrions, dès maintenant, nous considérer comme arrivé au bout de notre tâche, mais avant de terminer nous devons examiner quelques points qui offrent une certaine importance : à savoir comment se fait la consolidation à la suite de notre opération et quelles sont les indications qui nous porteront à l'employer.

Nous pensons que la consolidation se fait ici comme à la suite des fractures communiquant à l'extérieur à travers les parties molles. En d'autres termes, il pourra se présenter deux cas, ou bien la plaie des parties suppurera seule, ou bien elle suppurera en même temps que le foyer de la fracture. Dans le premier cas, nous aurons tous les phénomènes d'une fracture simple, de la lymphe plastique s'exhalera entre les deux fragments, du sang se mêlera à cette lymphe plastique fournie elle-même par le périoste et les surfaces osseuses. Plus tard cette lymphe s'organisera et se transformera en cal qui suivra toutes ses périodes, et c'est ainsi que nous aurons obtenu la consolidation. Dans le second cas, la suppuration envahissant le périoste et le foyer de la fracture, il se développera des bourgeons charnus qui, à la rigueur, pourront se transformer en cal, mais comme cette suppuration amène souvent la destruction du périoste, il est fort à craindre que, dans cette circonstance, on n'obtienne aucune consolidation. On voit, d'après ces considérations, que nous étions autorisé à recommander tous les moyens qui empêchent l'établissement d'une suppuration profonde.

INDICATIONS DE LA MÉTHODE.

Relativement à l'application de notre méthode, nous avons à examiner actuellement si elle peut avoir lieu dans toutes les pseudarthroses.

On sait qu'il existe plusieurs variétés de pseudarthroses : les unes consistent dans une sorte de méningose; les deux bouts sont plus ou moins amincis et réunis par un trousseau fibreux plus ou moins épais. Dans ce cas la résection avec conservation du périoste est parfaitement applicable, elle offre en outre les plus grands avantages en ce qu'elle permet de détruire complétement ces liens fibreux interosseux et périphériques qui forment le plus grand obstacle à la consolidation.

D'autres pseudarthroses sont très serrées, les fragments se touchent par une surface transversale assez large, le lien qui les unit est très court, de sorte que les fragments jouissent d'une mobilité très restreinte; ces fausses articulations sont de véritables arthroses. Dans ce cas encore, notre méthode est indiquée et son exécution n'offrira aucune difficulté.

Enfin il existe une troisième variété de pseudarthrose qui consiste dans la jonction des deux fragments dans une direction plus ou moins oblique, avec des liens fibreux interposés, mais avec des surfaces plus ou moins anfractueuses, ce sont comme des articulations par emboîtement réciproque. Dans ce cas, si la pseudarthrose n'offre qu'une très petite obliquité, notre méthode est bonne et applicable. Que faisons-nous, en effet, si ce n'est une section parfaitement semblable à celle-ci? Il ne saurait donc y avoir là aucune difficulté; nous dirions même plus, ce cas est celui qui se prête le mieux à notre opération.

Mais il n'en est plus de même si la pseudarthrose est très oblique. Il nous faudrait alors faire une section des parties très étendues et une section des os vraiment trop considérable pour que nous n'ayons pas à exprimer quelques craintes sur les dangers et sur le résultat de l'opération. Mais dans cette circonstance, l'on peut se demander s'il n'y aurait pas possibilité de faire une résection incomplète du fragment supérieur et du fragment inférieur en pratiquant tout de même la dissection du périoste. C'est certainement ainsi que nous nous comporterions en présence d'un cas semblable.

Nous ne voulons pas terminer sans ajouter une dernière réflexion. Malgré toute la supériorité que nous nous plaisons à accorder à notre méthode, nous devons dire qu'elle n'est pas exempte de danger. Nous reconnaissons qu'elle est tout aussi dangereuse que la méthode de White et que ses indications sont les mêmes. Il est évident qu'un chirurgien prudent n'ira pas d'emblée pratiquer une opération de résection sans avoir tenté des moyens plus simples, tels que le frottement des fragments, l'incision sous-cutanée des bouts des fragments, ainsi que M. Velpeau l'a pratiquée récemment à l'hôpital de la Charité; mais si, après avoir employé ces moyens, la consolidation ne survient point, il n'y a plus d'autres ressources, et c'est alors que nous conseillons la résection avec conservation du périoste, c'est alors que l'autoplastie périostique nous offrira les plus grandes chances de guérison.

EXPLICATION DES PLANCHES.

Pour représenter les divers temps de l'opération, nous avons fait une fracture vers l'humérus et nous avons basé notre description sur cet os.

PLANCHE I.

Incision des parties molles et séparation du périoste du fragment supérieur.

AAAA. Incision cruciale des parties molles.
BBBB. Peau.
CC. Aponévrose.
DDD. Muscles.
EE. Périoste décollé sur le fragment supérieur.
F. Fragment supérieur dépouillé de son périoste.
G. Fragment inférieur encore revêtu de son périoste.
I. Nerf radial.
J. Artère humérale profonde.

PLANCHE II.

Fig. 1. — *Résection et rapprochement des fragments.*

AAAA. Incision cruciale des parties molles.
BB. Périoste après la résection oblique du fragment supérieur.
C. et D. Fragments rapprochés après la résection oblique du fragment supérieur et du fragment inférieur.

Fig. 2. — *Représentation de la section oblique des deux fragments de l'humérus et de leur rapprochement réciproque* (vue de profil).

PLANCHE III.

Rapprochement des fragments. — Suture du périoste.

AAAA. Incision cruciale des parties molles.
B. Périoste du fragment supérieur masquant le fragment inférieur.
C. Deux points de suture pour la réunion des lambeaux du périoste.

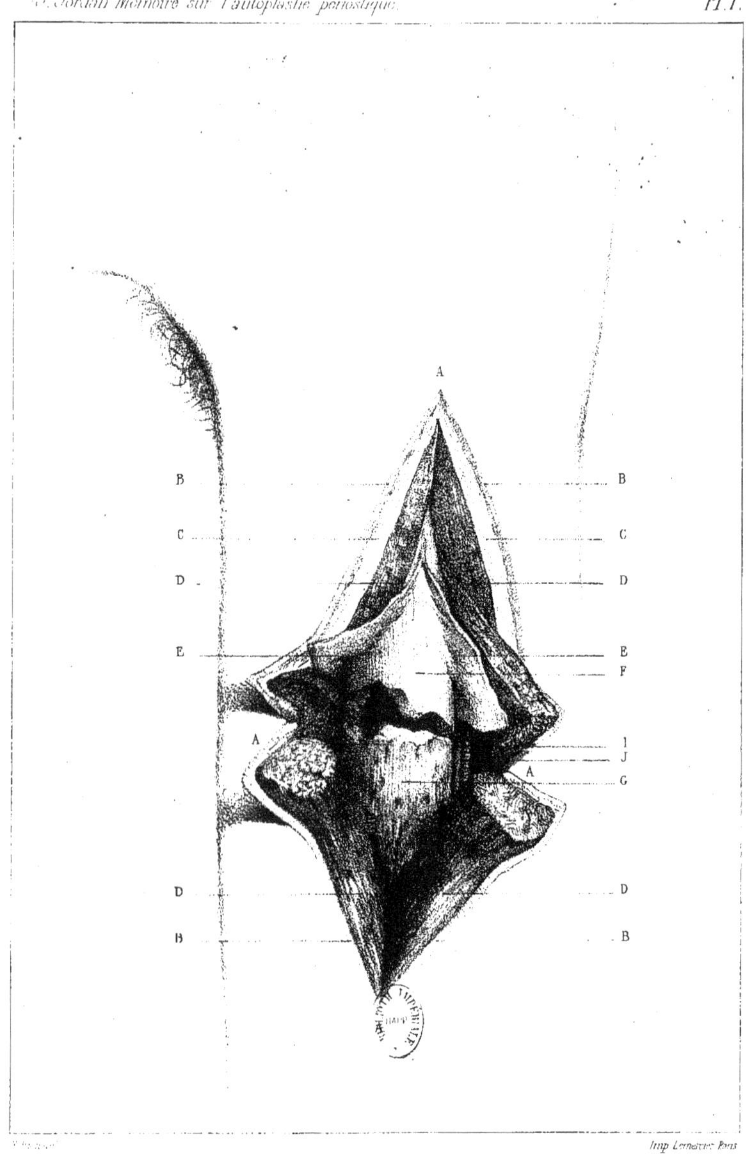
A
B
B
C
C
D
D
E
E
F
A
I
J
A
G
D
D
B
B

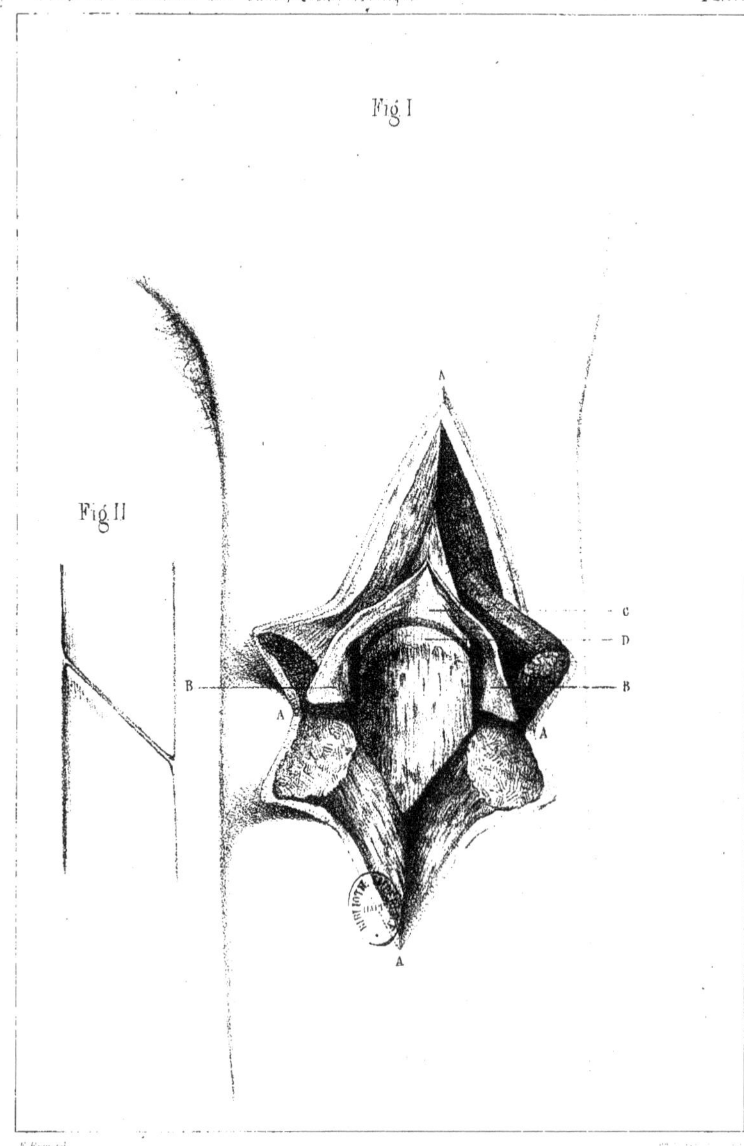
Fig. I
Fig. II
A
C
D
B
B
A
A
A

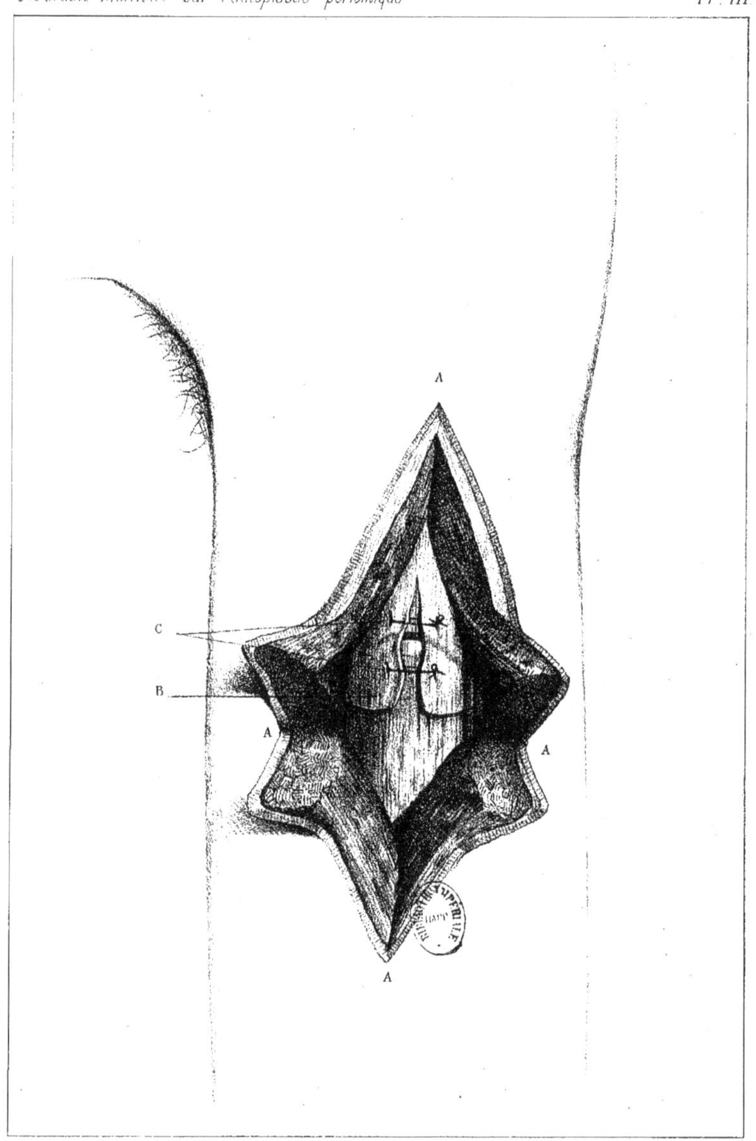

V. Bion del.

Imp. Lemercier, Paris

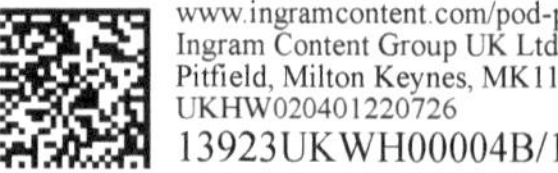
www.ingramcontent.com/pod-product-compliance
Ingram Content Group UK Ltd.
Pitfield, Milton Keynes, MK11 3LW, UK
UKHW020401220726
13923UKWH00004B/1671

9 782019 275938